DERNIERS PERFECTIONNEMENTS

APPORTÉS A

L'URÉTHROTOMIE INTERNE

POUR LA CURE RADICALE ET INSTANTANÉE

DES

RÉTRÉCISSEMENTS DE L'URÈTHRE

Extrait des Leçons cliniques professées à l'Hôtel-Dieu

PAR

M. le Dr J.-G. MAISONNEUVE

PARIS
V. ADRIEN DELAHAYE et Cie LIBRAIRES-ÉDITEURS
PLACE DE L'ECOLE-DE-MÉDECINE

1879

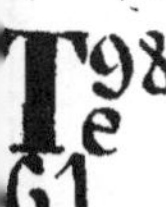

DERNIERS PERFECTIONNEMENTS

APPORTÉS A

L'URÉTHROTOMIE INTERNE

POUR LA CURE RADICALE ET INSTANTANÉE

DES

RÉTRÉCISSEMENTS DE L'URÈTHRE

Extrait des Leçons cliniques professées à l'Hôtel-Dieu

PAR

M. le Dr J.-G. MAISONNEUVE

PARIS
V. ADRIEN DELAHAYE et Cie LIBRAIRES-ÉDITEURS
PLACE DE L'ECOLE-DE-MÉDECINE

1879

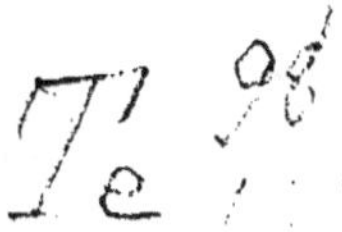

DERNIERS PERFECTIONNEMENTS

APPORTÉS A

L'URÉTHROTOMIE INTERNE

POUR LA CURE RADICALE ET INSTANTANÉE

DES

RÉTRÉCISSEMENTS DE L'URÈTHRE

Plusieurs confrères nous ayant exprimé le regret de ne trouver nulle part réuni en un seul faisceau l'ensemble de nos travaux sur les rétrécissements de l'urèthre, nous avons pensé leur être agréable en résumant en un mémoire spécial les leçons cliniques que nous avons professées à ce sujet, tant à l'hôpital de la Pitié qu'à l'Hôtel-Dieu.

1° *Considérations sur quelques points d'anatomie de l'urèthre.*

L'urèthre chez l'homme, en sa qualité de conduit excréteur commun de l'urine et du sperme, présente dans ses dimensions et sa structure une disposition toute spéciale qui favorise singulièrement le développement de la maladie qui nous occupe.

Chez la femme, où ces dispositions n'existent pas, les rétrécissements sont inconnus.

A. *Dimensions.* — L'urèthre qui s'étend du col de la vessie à l'extrémité du gland, présente chez le même sujet des dimensions variables, ce qu'il doit à ses connexions intimes avec la verge.

Suivant, en effet, que celle-ci se trouve à l'état de repos ou d'érection, sa longueur peut varier de plus de moitié, c'est-à dire de 13 à 30 cent. Dans ce chiffre les portions prostatique et musculeuse ne comptent guère que pour 5 cent., le reste est occupé par la portion dite spongieuse ou érectile qui s'étend du bulbe au gland.

Quant à son calibre, il est tel qu'il peut en général recevoir des sondes de 7 à 8 millimètres de diamètre.

B. *Structure.* On reconnait habituellement dans l'urèthre de l'homme trois portions distinguées par la nature des tissus qui constituent leurs parois.

La *première*, en procédant de la vessie, est la portion prostatique, longue de 3 centimètres environ chez l'adulte, mais susceptible d'acquérir 1 ou 2 centimètres de plus chez le vieillard. Elle n'est jamais le siége des rétrécissements.

La *deuxième*, dite portion membraneuse ou musculeuse, est située derrière et sous la symphyse pubienne et à 2 centimètres de longueur. Elle est constituée par des fibres musculaires transversales ou circulaires, dont les unes pâles sont immédiatement accolées à la muqueuse, les autres plus rouges sont denses et serrées et constituent le muscle de Wilson.

Jamais, quoi qu'en disent tous les auteurs qui, sur ce point, se sont copiés les uns les autres, on n'y observe de rétrécissements.

Les rétrécissements dits de la portion membraneuse ne dépassent jamais la limite de la portion spongieuse ou érectile, ainsi que me l'ont démontré les nombreuses autopsies dont je conserve les dessins.

La *troisième* portion, qui nous intéresse d'une manière toute spéciale en ce qu'elle est seule le siége des rétrécissements, est désignée sous le nom de portion spongieuse ou érectile.

En arrière, elle constitue sous le nom de bulbe un renflement considérable en forme de poire, dont la base limite brusquement en avant la portion musculeuse, mais qui s'allonge ensuite en un tube cylindrique jusqu'à l'extrémité antérieure des corps caverneux qu'elle coiffe en se recourbant en arrière pour former le gland.

Toute cette portion de l'urèthre jouit d'une élasticité très-grande, ce qui lui permet de s'accommoder à toutes les variations que la verge peut présenter dans ses dimensions.

Elle est constituée : 1° par une membrane fibro-élastique qui l'enveloppe extérieurement en la faisant adhérer à la gouttière du corps caverneux ; 2° par un tissu spongieux érectile très-fin dont les aréoles communiquent toutes entre elles et avec les veines; 3° par une membrane muqueuse extrêmement délicate dont les nombreux follicules s'enfoncent obliquement à la profondeur de plusieurs millimètres dans l'épaisseur même de la couche érectile.

2° *Causes des rétrécissements.*

Longtemps les chirurgiens ont admis plusieurs variétés de rétrécissement de l'urèthre qu'ils désignaient sous le nom de rétrécissement spasmodique, inflammatoires, par compression, par obstruction, par lésion traumatique, etc.

Ces divisions nous ont toujours paru oiseuses.

Il n'existe réellement qu'une seule espèce de rétrécissement de l'urèthre, le rétrécissement *inodulaire*, que ce tissu inodulaire soit le résultat d'une blessure, d'une cautérisation intempestive ou seulement d'un travail imflammatoire développé dans les cellules du tissu érectile sous l'influence d'une injection irritante ou d'une blennorrhagie.

Cette dernière cause est de beaucoup la plus fréquente; à elle seule elle détermine les 99 centièmes de ces affections.

3° *Mécanisme de la production des rétrécissements.*

Lorsqu'une inflammation blennorrhagique se produit dans l'urèthre au contact d'un pus spécifique, elle ne tarde pas à envahir les follicules de la muqueuse, lesquels, ainsi que nous l'avons dit, pénètrent jusque dans l'épaisseur du tissu érectile de la portion spongieuse. Pour peu que cette inflammation soit aiguë ou persistante elle se communique aux cellules du tissu spongieux lui-même, d'où sécrétion dans ces cellules d'une lymphe plastique qui subit ensuite les transformations ordinaires, c'est-à-dire s'épaissit, adhère aux parois enflammées, puis se rétracte et finit par oblitérer les cellules qu'elle avait d'abord distendues. Tous les points de la portion spongieuse peuvent être le siége de ces oblitérations et par conséquent des rétrécissements.

Quand ce phénomène occupe un petit nombre de cellules, la diminution du calibre qui en résulte pour l'urèthre est à peine sensible ; mais, si ces cellules envahies sont nombreuses, leur rétraction détermine une diminution telle dans ce calibre que l'émission de l'urine peut devenir d'une difficulté extrême, ce qui entraîne dans tout l'appareil urinaire de nombreux désordres consécutifs.

4° *Désordres consécutifs aux rétrécissements de l'urèthre.*

Tout obstacle à l'issue régulière de l'urine par le canal de l'urèthre détermine une série de phénomènes morbides dont l'étude est des plus intéressantes.

A. Phénomènes produits dans l'urèthre au devant du rétrécissement.

Au devant du rétrécissement, ces phénomènes sont d'une importance très-secondaire, bien qu'ils soient d'une grande utilité pour le diagnostic ; ils consistent d'abord dans une modification plus ou moins considérable de l'émission des urines. Au lieu de sortir par un jet large et franc qui s'élance à quelques pieds du sujet, l'urine s'écoule avec plus ou moins de difficulté. Son jet est irrégulier, tortillé, sa projection courte, quelquefois même nulle, le liquide ne sortant que goutte à goutte et tombant perpendiculairement à terre. Des nuances infinies existent à cet égard, suivant l'étroitesse et la situation du rétrécissement.

Un autre phénomène qui se produit à l'extrémité antérieure du canal consiste en un léger écoulement de muco-pus ; ce léger écoulement, désigné souvent sous le nom de goutte militaire, ne provient pas de la partie antérieure même du canal, où il devient seulement visible, mais bien de la partie de l'urèthre postérieure au rétrécissement. Il est le résultat de l'irritation déterminée par l'urine sur les follicules uréthraux, quand ce liquide pressé entre la vessie et l'obstacle formé par le rétrécissement, pénètre dans leurs orifices.

B. *Désordres produits dans l'urèthre au delà des rétrécissements.* — Tous ces désordres résultent de la pression que l'urine, poussée par la vessie et retenue plus ou moins par l'obstacle que présente le rétrécissement, exerce sur les parois de l'urèthre.

C'est d'abord, comme nous venons de le dire, une simple irritation de la muqueuse et des follicules qu'elle contient, d'où la sécrétion de muco-pus dont nous avons vu l'écoulement se manifester au méat sous le nom de blennorrhée.

C'est ensuite une subinflammation de cette muqueuse avec rougeur permanente et ramollissement de son tissu, puis sous l'influence des efforts réitérés et quelquefois excessifs auxquels le malade se livre pour expulser l'urine, une dilatation de la portion uréthrale postérieure au rétrécissement.

A un degré plus avancé, les orifices des conduits prostatiques, des glandes de Cooper, des conduits éjaculateurs eux-mêmes, participent à l'irritation, d'où des prostatites, des orchites, etc.

Plus tard la muqueuse, distendue et ramollie, laisse pénétrer l'urine dans le tissu cellulaire sous-muqueux, d'où des abcès plus ou moins étendus, parfois même gangréneux, qui s'ouvrent à l'extérieur et restent fistuleux (fistules urinaires) après avoir donné lieu à des accidents fébriles plus ou moins graves.

C. *Désordres produits dans la vessie.* — Cet organe, condamné à des efforts incessants pour effectuer l'expulsion de l'urine, s'hypertrophie dans sa partie musculaire; celle-ci augmente de volume, ses fibres se disposent en faisceaux irréguliers (*vessie en colonne*), laissant entre eux des espaces moins garnis d'éléments contractiles, dans lesquels la muqueuse est refoulée sous l'influence des contractions énergiques de l'organe et forme des loges ou diverticulum où se développent parfois des calculs que l'on appelle enchatonés.

D. Désordres produits dans les uretères et les reins. — Dans les cas extrêmes, alors que la miction devenue excessivement laborieuse a sollicité pendant longtemps des efforts considérables, on voit parfois les orifices des uretères céder, l'urine alors reflue dans ces conduits, les dilate, distend les bassinets du rein et détermine l'atrophie par compression du tissu glanduleux lui-même ; mais ces cas sont beaucoup plus rares dans les cas de rétrécissements que dans ceux d'hypertrophie prostatique, parce que presque toujours l'urèthre se rompt avant le développement de ces désordres.

E. Troubles généraux coïncidant avec les désordres physiques.

En même temps que se produisent ces altérations anatomiques, on comprend qu'il doit se manifester des accidents généraux ; ceux-ci sont moindres néanmoins qu'on ne pourrait le supposer : les uns sont des accidents fébriles qu'accompagne la formation des abcès simples ou gangréneux dus à l'épanchement de l'urine dans le tissu cellulaire lors des ruptures de l'urèthre; les autres plus obscurs sont dus à l'intoxication produite par la *résorption de l'urine*, accidents qu'il ne faut pas confondre avec ceux de la fièvre uréthrale, laquelle résulte du *passage direct* de l'urine dans le tissu spongieux de l'urèthre et de là dans les veines, et qui présentent parfois un caractère véritablement foudroyant. Ici ce ne sont que de légers accès fébriles qui, à la longue, se compliquent d'une véritable anémie comme l'intoxication paludéenne, avec altération du foie, de la rate, œdème des extrémités.

5° *Diagnostic des rétrécissements de l'urèthre.*

Le diagnostic des rétrécissements de l'urèthre est devenu des plus faciles, grâce à l'invention des bougies à boule de Le Roy d'Étiolles.

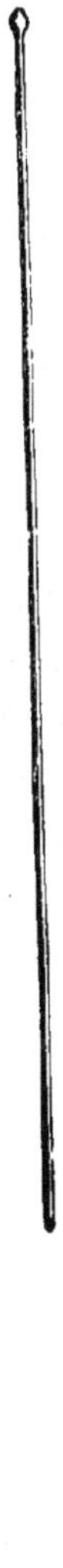

Lorsqu'un malade se plaint d'uriner mal, lors surtout qu'il présente en même temps un léger écoulement de muco-pus par l'urèthre, on doit soupçonner l'existence d'un rétrécissement. Mais pour en avoir la certitude, pour connaître surtout son siége exact et son degré d'étroitesse, la bougie à boule est indispensable. Autrefois, alors que les chirurgiens traitaient les rétrécissements par la cautérisation, on avait imaginé de nombreux instruments destinés, disait-on, à reconnaître leur forme, leurs dimensions, leur direction, etc. Tous ces instruments qui encombraient l'arsenal des spécialistes ont disparu devant la simple bougie à boule. Il en faut de plusieurs volumes, depuis celle dont la boule est grosse à peine comme une fine tête d'épingle, jusqu'à celle d'un demi-centimètre de diamètre.

On introduit d'abord celle dont le volume semble devoir être le plus en rapport avec l'étroitesse présumée du rétrécissement en prenant les précautions usuelles, c'est-à-dire en ayant soin de graisser préalablement la bougie avec le cérat ou le cold-cream et surtout en la faisant pénétrer avec une sage lenteur ; on arrive bientôt au siége du rétrécissement que l'on reconnait à ce que la bougie se trouve arrêtée si elle est un peu trop grosse ou à ce que, tout en continuant à penétrer, elle éprouve un léger ressaut, ce qui indique que le rétrécissement a été franchi.

Quand on pratiquait la cautérisation ou même l'incision par les anciens procédés , le chirurgien avait besoin de connaitre exactement le nombre des rétrécissements, leur position, leur degré d'étroitesse, leur étendue; pour cela, la bougie à boule était encore indispensable et l'exploration devait être faite avec un soin extrême. Mais, aujourd'hui, ces connaissances n'ont plus qu'un intérêt de simple curiosité, l'opération nouvelle ayant pour résultat de faire disparaitre d'un seul coup tous les rétrécissements, quel que soit leur nombre ou leur position. Cependant, comme il faut toujours retirer la bougie après avoir franchi les rétrécissements, il est bon de profiter de ce mouvement d'extraction pour contrôler la première exploration, ce qui est d'autant plus facile que la boule de l'instrument ayant sa base ou partie la plus large en arrière, heurte bien plus sûrement alors les points rétrécis, sans qu'on puisse redouter la moindre illusion.

6° *Pronostic des rétrécissements.*

Autrefois, les rétrécissements de l'urèthre étaient à juste titre considérés comme une des plus cruelles affections de la chirurgie, non-seulement à cause des infirmités multiples dont ils étaient l'origine et qui empoisonnaient la vie tout entière, mais encore et surtout à cause de l'impuissance presque absolue de l'art à en obtenir la guérison.

Aujourd'hui, les choses ont bien changé ; grâce à la méthode nouvelle, les rétrécissements de l'urèthre ont cessé d'être des affections redoutables et leur guérison est devenue presque aussi simple que celle de ces difformités jadis incurables qui se sont évanouies devant la méthode des opérations sous-cutanées.

C'est à la condition,toutefois, que l'art intervienne pour les faire promptement disparaître, car, abandonnés à eux-mêmes, les rétrécissements de l'urèthre peuvent devenir l'origine des plus pénibles accidents, comme nous l'avons indiqué en parlant de leur anatomie pathologique, et comme on le voit dans la description qu'en font tous les livres spéciaux.

Traitement des rétrécissements.

Ce traitement comprend deux indications essentielles : 1° faire disparaître promptement et radicalement l'étroitesse du canal ; 2° empêcher que les manœuvres employées dans ce but ne deviennent elles-mêmes la cause d'accidents dangereux.

Ce sont ces deux importants problèmes que nous avons eu le bonheur de résoudre, et cela par des moyens de la plus extrême simplicité.

1° *Disparition prompte et radicale des rétrécissements.*

Alors que l'anatomie pathologique des rétrécissements de l'urèthre était encore dans l'enfance et que l'on croyait ces affections produites par un boursouflement de la muqueuse, par des carnosités, des végétations, etc., les chirurgiens avaient dirigé tous les efforts de leur génie inventif vers les moyens destinés à déprimer, dilater, cautériser, exciser même ces prétendues carnosités ; de là ces mille inventions fort ingénieuses du reste, et qui ne laissent pas que d'avoir rendu de grands services aux malades, sans jamais cependant être parvenus à les débarrasser complètement, ni même dans les cas graves, à atténuer sérieusement leur malheureuse position ;

sans compter que trop souvent ces moyens, insuffisants à guérir le mal, devenaient parfois eux-mêmes la cause des plus graves accidents.

Plus récemment, quand l'anatomie pathologique eut fait connaître la nature exclusivement inodulaire des rétrécissements, la scarification, l'excision, la cautérisation furent à peu près bannies de leur thérapeutique, et l'on ne conserva que la méthode plus simple, mais toujours insuffisante, de la dilatation par les bougies.

Tel était l'état de la science, quand, en 1854, nous fîmes de cette question l'objet sérieux de nos recherches, lesquelles furent poursuivies sans relâche jusqu'à ce que nous eûmes atteint le but ; d'une part, en imaginant la méthode de l'uréthrotomie à lame découverte ; d'autre part, et surtout en découvrant le véritable mécanisme des accidents consécutifs aux opérations que l'on pratique sur l'urèthre, ce qui nous conduisit tout naturellement à trouver un moyen aussi simple qu'efficace pour en prévenir le développement.

2° *Méthode d'uréthrotomie à lame découverte.*

Description de l'instrument.

Le nouvel uréthrotome que nous désignons sous le nom d'*uréthrotome à lame découverte*, se compose : 1° d'une bougie conductrice ; 2° d'un conducteur métallique cannelé ; 3° d'une lame tranchante destinée à glisser à découvert dans la cannelure du conducteur.

1° *Bougie conductrice.*— Elle consiste en une de ces bougies fines et flexibles dont on se sert habituellement pour franchir les rétrécissements et commencer le traitement dilatateur. Seulement, pour rendre possible l'articulation de ces bougies au conducteur métallique, nous les avons fait munir à leur extrémité externe d'un petit ajutage métallique très-mince et très-solidement fixé, sur lequel le conducteur cannelé peut venir se visser.

Il est bon que le chirurgien ait à sa disposition un certain nombre de ces bougies de divers calibres afin que si l'une ne pénètre pas, il puisse en essayer une autre, ou plus fine ou mieux disposée.

2° *Conducteur métallique cannelé.* — Ce conducteur est en acier ; il doit être à peine plus volumineux que la bougie conductrice, afin de pouvoir franchir à sa suite les rétrécissements. Son extrémité vésicale porte un pas de vis saillant qui s'articule avec le pas de vis creux de l'armature de la bougie ; l'autre est munie d'un anneau vertical qui lui tient lieu de manche. La longueur de ce tube cannelé est de 0,33 centimètres, son diamètre d'un millimètre et demi. Sa forme est celle des sondes à large courbure, dite courbure de

Gély. C'est sur la concavité que se trouve la cannelure, qui doit être profonde et dont les bords recourbés en dedans servent à maintenir les onglets de la lame.

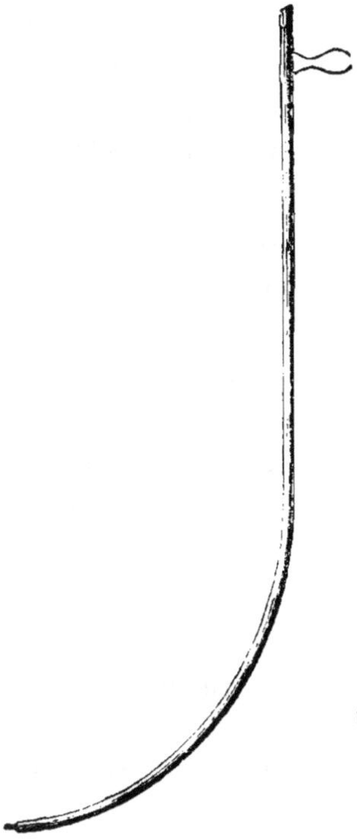

3° *Lame tranchante.* — La lame tranchante de notre uréthrotome diffère par un point capital des lames de tous les autres instruments analogues, en ce que, au lieu d'être renfermée dans une gaine protectrice qui embarrasse et complique l'opération, elle reste libre et découverte, ce qui rend la manœuvre de la plus entière simplicité.

Mais comme il ne fallait pas que cette facilité de manœuvre compromît en rien la sécurité de l'opération, nous avons dû donner à cette lame découverte une disposition telle qu'elle portât en elle-même son mécanisme protecteur. C'est ce que nous avons obtenu de la manière la plus satisfaisante et la plus simple, en donnant à la lame la forme d'un triangle dont la base double de sa hauteur glisse dans la cannelure du conducteur où elle est maintenue par deux reliefs latéraux, et dont l'angle libre est fortement émoussé pendant que les côtés seuls sont tranchants. Grâce à cette disposition, la lame tranchante qui, d'une part, est engagée par sa base dans la cannelure du conducteur métallique et, d'autre part, est émoussée dans son angle saillant, peut parcourir toute la longueur de l'urèthre, tant dans un sens que dans l'autre, sans que ses bords tranchants libres puissent rencontrer les parois saines du canal, lorsque, toutefois, on a le soin : 1° de tendre modérément la verge pour en effacer les plis ; 2° de presser fortement la convexité du conducteur sur la paroi postérieure de l'urèthre. Dans ces conditions, si quelque rétrécissement s'oppose à son passage, la partie mousse de la lame soulève et distend la muqueuse saine, et le tranchant seul, se trouvant en contact avec le point rétréci, l'incise sans pouvoir inciser autre chose.

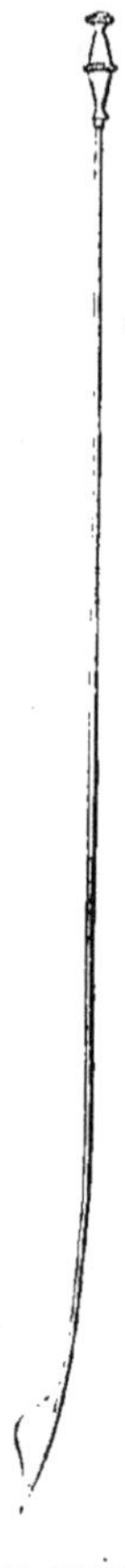

S'il existe deux, trois, quatre rétrécissements ou plus, tous sont incisés de la même manière et avec la même précision, sansqu'il soit nécessaire d'exécuter pour chacun d'eux une manœuvre spéciale ; il suffit de faire parcourir à la lame toute la longueur de son conducteur cannelé pour obtenir ce résultat.

Quant au manche qui sert à faire mouvoir la lame dans la cannelure du conducteur, il consiste simplement en une mince tige d'acier aussi longue que le conducteur dans la cannelure duquel elle doit se mouvoir; l'une des extrémités de cette tige fait corps avec la lame elle-même; l'autre est munie d'un bouton arrondi qui sert à la manœuvrer.

Après la description que nous venons de faire du nouvel uréthrotome, il nous reste peu de chose à dire du manuel opératoire.

1er TEMPS. — *Introduction de la bougie conductrice.*

Le chirurgien étant placé du côté droit du malade, introduit dans l'urèthre la bougie fine qui doit servir de conducteur. Cette bougie préalablement enduite d'un corps gras, doit être poussée doucement, lentement, avec les précautions les plus délicates. Il ne faut pas oublier que cette introduction est le point capital de l'opération ; que rien ne peut se faire s'il n'est accompli. Souvent la bougie s'accroche ; elle s'arrête, elle se plie. C'est à l'opérateur à redoubler de patience et de précautions, jusqu'à ce qu'enfin elle soit arrivée dans la vessie, ce dont on est averti par la facilité avec laquelle on peut lui faire exécuter un mouvement de va-et-vient.

2e TEMPS. — *Introduction du conducteur métallique.*

Quand la bougie est introduite, le chirurgien y articule l'extrémité du conducteur cannelé, lequel est muni d'une vis à cet effet. Il importe que le chirurgien procède à cette articulation avec soin et qu'il s'assure par de légères tractions qu'elle est parfaitement solide; alors, après avoir graissé de cérat l'extrémité de la bougie et le conducteur qui y est articulé, il pousse doucement l'instrument dans l'urèthre, avec presque autant de précautions qu'il en a prises pour introduire la bougie. A mesure que la tige métallique s'enfonce, la bougie lui prépare la voie et vient se replier dans la vessie. Si le rétrécissement est très-étroit, il arrive un moment où le point de jonction des deux instruments qui forme un très-léger relief, se trouve arrêté contre l'obstacle; il faut alors redoubler de prudence pour franchir le point d'arrêt dont la résistance n'est jamais sérieuse, puis on continue à pousser doucement la tige métallique jusque dans l'intérieur de la vessie, ce dont on est averti par la profondeur à laquelle l'instrument a pénétré.

3e TEMPS. — *Division du rétrécissement.*

Ces deux temps préparatoires sont quelquefois longs et délicats, mais, en général, ils ne causent pas de douleur; le troisième, qui doit opérer la division du rétrécissement, sera plus prompt, plus simple, mais un peu plus douloureux. Pour l'exécuter, le chirurgien introduit d'abord la lame tranchante dans la cannelure du conducteur, il examine bien si elle se trouve convenablement maintenue, il pousse alors celle-ci doucement pour lui faire franchir le méat, puis appuyant fortement la convexité de la tige conductrice contre la paroi postérieure du canal, et ayant soin de faire maintenir la verge tendue sur ce conducteur, il fait parcourir à la lame toute la longueur du canal, en divisant ainsi d'un seul trai toutes les parties rétrécies. La section de chaque rétrécissement est marquée par une secousse légère due à la résistance vaincue. de sorte que l'on peut déterminer immédiatement le nombre de rétrécissements que l'on a divisés.

Quand la lame est parvenue dans la vessie. le chirurgien, continuant toujours à presser la convexité du conducteur contre la paroi postérieure de l'urèthre, la ramène doucement au dehors avant de retirer le conducteur et la bougie. Dans ce mouvement de retrait, la lame rencontre de nouveau les obstacles, mais comme ils ont été déjà divisés elle les franchit facilement. d'autant plus que sa partie postérieure est tranchante, aussi bien que l'antérieure.

Dans ce troisième temps, il s'écoule ordinairement deux ou trois gouttes de sang, rarement davantage, et la douleur accusée par le malade est généralement très-peu vive.

4e TEMPS. — *Introduction de la sonde à demeure.*

On pourrait croire que l'opération doit être terminée, dès que l'incision des rétrécissements est faite : ce serait une funeste erreur, car du dernier temps dépend tout le succès.

Aussitôt donc que nous avons retiré l'uréthrotome, nous introduisons dans l'urèthre une sonde en gomme à bout flexible et légèrement olivaire, assez volumineuse pour distendre les parties divisées, c'est-à-dire de 7 à 8 millimètres de diamètre ; nous la fixons par les moyens ordinaires, nous y adaptons le petit fausset habituel, et nous recommandons au malade de ne faire aucun effort pour évacuer l'urine, mais de se contenter seulement, dès que le besoin se fait sentir, de déboucher momentanément la sonde et de laisser l'urine s'écouler naturellement (1).

Le but de cette sonde est d'empêcher l'urine de venir en contact avec la plaie de l'urèthre et cela tant que les cellules ouvertes du tissu spongieux n'auront pas été closes par le travail réparateur. Nos recherches nous ayant démontré que les accidents parfois si redoutables que l'on voit survenir après les opérations intra-uréthrales n'ont pas d'autre cause que l'intoxication due à la pénétration directe de l'urine dans le torrent circulatoire par les cellules ouvertes du tissu spongieux de l'urèthre.

En général, dès le surlendemain de l'opération, on peut sans inconvénient supprimer la sonde, à la con-

(1) Si l'opérateur craignait de rencontrer quelques difficultés à l'introduction de la sonde, il pourrait employer une sonde percée par les deux bouts qu'il ferait glisser sur le conducteur métallique et la bougie aussitôt après avoir retiré la lame tranchante.

dition toutefois de s'abstenir de toute manœuvre sur l'urèthre, soit pour explorer le canal, soit pour en produire la dilatation, ces manœuvres pouvant avoir pour résultat de raviver la plaie et de rendre de nouveau possible l'intoxication urineuse.

Depuis que nous avons adopté les précautions précédentes, nous n'avons pas eu à regretter un seul accident.

Evolution de la nouvelle méthode.

En voyant cette méthode si simple, si sûre et d'une exécution si facile, il semblerait que la moindre réflexion ait dû suffire pour l'imaginer. Mais il s'en faut beaucoup que les choses se soient passées ainsi. Ce n'est même que par une série d'idées produites à de longs intervalles que nous sommes parvenus à la constituer telle qu'elle est aujourd'hui.

Le premier pas que nous fîmes dans cette voie date de 1854, et consiste dans l'idée du *cathétérisme à la suite.*

Nous avions été depuis longtemps frappé des difficultés graves que présentait souvent l'introduction des instruments divers destinés aux opérations intra-uréthrales.

Après avoir bien réfléchi sur cette question, nous eûmes l'idée d'utiliser pour cette introduction les bougies fines et flexibles dont tous les chirurgiens se servent pour franchir les rétrécissements les plus étroits.

Pour cela, nous fîmes adapter à l'extrémité externe de ces bougies un petit ajutage susceptible de se visser à l'extrémité des instruments qu'il s'agissait d'introduire.

Ce mode de cathétérisme, auquel nous avons donné le nom de *cathétérisme à la suite*, nous a permis de résoudre d'une manière très-satisfaisante les difficultés graves que présente souvent l'introduction des instruments métalliques peu volumineux dans le canal de l'urèthre.

2e *période*. — Un peu plus tard, voyant combien la méthode usuelle de la dilatation était impuissante à guérir les rétrécissements et frappé des difficultés et des incertitudes que présentait l'opération de l'uréthrotomie, telle qu'on l'exécutait par les procédés et avec les instruments connus, l'idée nous vint de substituer aux instruments à gaîne, seuls usités jusqu'alors, un nouveau système d'instruments à *lame découverte*.

Le but que nous nous proposions dans cette substitution était d'éviter ces mécanismes compliqués et volumineux qui rendent le maniement des uréthrotomes ordinaires si difficile et si incertain.

Nous fîmes donc construire d'après cette indication un instrument fort simple composé d'un conducteur métallique cannelé que nous adaptions à la bougie conductrice pour en faciliter l'introduction. Ce conducteur presque aussi mince que la bougie était construit de telle sorte qu'il pouvait facilement pénétrer à travers les rétrécissements et arriver jusque dans la vessie à la suite de la bougie qui lui servait de guide.

Déjà donc la voie commençait à se dégager. Il était devenu facile de franchir les rétrécissements et de faire pénétrer jusque dans la vessie un conducteur cannelé sur lequel nous pouvions faire glisser une lame tranchante.

Mais quelle disposition devait avoir cette lame? Devait-elle comme celle de Reybard représenter un bistouri? Fallait-il l'envelopper d'une gaine protectrice? Alors, il fallait renoncer à cette simplicité que nous poursuivions, et retomber dans les complications des uréthrotomes anciens.

Nous nous décidâmes pour une simplification tout à fait radicale, en faisant simplement glisser sur le conducteur cannelé une lame demi-elliptique libre et complétement découverte.

Dans ces conditions, notre uréthrotome était certainement plus simple et plus facile à manier qu'aucun autre ; mais, à côté de ces qualités incontestables, il présentait un défaut capital qui, aux yeux des praticiens et des malades, neutralisait presque tous ses avantages.

Ce défaut consistait en ce que la lame ne présentait dans sa disposition rien qui pût avec certitude préserver de son tranchant les parois saines du canal.

Pour atténuer, autant que possible, cet inconvénient grave, nous essayâmes d'abord de réduire la lame à des dimensions très-exiguës.

Mais outre que l'utilité de notre uréthrotome se trouvait alors singulièrement amoindrie, la lame tranchante ne laissait pas que d'être encore un objet d'effroi.

Idée de la lame émoussée sur son angle saillant.

Nous allions donc renoncer peut-être à toutes nos tentatives quand une idée bien simple vint tout à coup nous donner la solution du problème mécanique que nous poursuivons depuis si longtemps. Cette idée qui, comme beaucoup d'idées justes et vraies, paraitra peut-être d'une simplicité presque naïve, consiste tout bonnement à donner à la lame une forme triangulaire et à en émousser l'angle saillant (1).

Par le fait de cet émoussement, la partie de la lame, qui se trouve la première en contact avec les parois du canal, glisse sur celle-ci sans les blesser et les tient soulevées de telle sorte qu'elles ne peuvent jamais être en contact avec le tranchant lui-même.

Ce qui est vrai quand le canal est libre ne l'est plus alors que le canal est affecté de rétrécissement. En effet, la rigidité de la partie rétrécie ne lui permettant plus d'être soulevée par l'angle mousse de la lame, c'est le tranchant qui alors vient heurter l'obstacle et le diviser à une profondeur exactement déterminée par la dimension de la lame elle-même.

(1) Ac. des sciences, 10 juillet 1861.

Ce grand et capital résultat obtenu. aucune objection sérieuse ne pourrait plus être opposée au nouvel instrument, et nous nous occupâmes d'en perfectionner les détails.

Perfectionnements de détail.

Dans le premier modèle, la cannelure était placée sur la convexité du conducteur, et la lame opérait la division sur la ligne médiane et inférieure. Nous vîmes que cette disposition avait entre autres inconvénients celui d'exposer la paroi inférieure de l'urèthre à être blessée au niveau du ligament suspenseur, parce que, dans ce point, la verge qui est fortement retenue en haut par ce ligament, forme naturellement un coude qui rend saillante la paroi inférieure du canal dans un point limité, produisant ainsi l'effet d'un rétrécissement, qui s'oppose au glissement de la lame et la force à se frayer un passage par incision, sans compter qu'il était très-difficile d'éviter les plicatures du canal.

Pour éviter ces graves inconvénients, nous décidâmes de faire glisser la lame tranchante sur la concavité du conducteur, et à donner à celui-ci une courbure telle que sa convexité exerçât sur la partie inférieure de l'urèthre une tension régulière de manière à dégager complétement la paroi supérieure sur laquelle devait porter l'incision.

Le résultat de ce perfectionnement fut parfaitement conforme à nos prévisions et depuis lors il ne nous est jamais plus arrivé dans nos expériences de blesser en aucune manière les parois saines de l'urèthre. Le but de nos efforts était donc complétement atteint en ce qui concerne la partie opératoire.

Et désormais la chirurgie était en possession d'un procédé simple et facile pour obtenir la disparition prompte et radicale des rétrécissements. A la rigueur nous aurions pu nous en tenir là, mais en même temps que nous travaillions à la solution de cette question de médecine opératoire pure, une question bien autrement importante et féconde préoccupait vivement notre esprit. Déjà depuis plusieurs années nous poursuivions sans relâche le grand et difficile problème de la suppression des accidents opératoires ; déjà de sérieux résultats avaient couronné nos efforts, nous étions parvenu à comprendre le mécanisme de la plupart des accidents consécutifs aux grandes lésions traumatiques, fractures compliquées, amputations, extirpations de tumeurs, etc., nous avions démontré que tous ces accidents étaient le résultat d'un empoisonnement produit par l'*introduction dans le torrent circulatoire d'une substance toxique provenant de l'organisme lui-même* et nous étions parvenus à poser les principes d'après lesquels devaient être dirigés les moyens destinés à prévenir ou empêcher ces intoxications (1).

Les accidents consécutifs aux opérations sur les voies urinaires semblaient seuls se soustraire à la loi

(1) Mémoire sur les intoxications chirurgicales. Ac. des sc., 10 décembre 1866.

commune et tous nos efforts pour la faire rentrer dans le cadre général des accidents toxiques avaient été vains, lorsque enfin, à force de méditer sur ce sujet, la lumière se fit dans notre esprit. Le poison, nous disions-nous, ne peut être le pus, ce ne peut être le sang ou la lymphe putréfiés, puisque ces accidents surviennent parfois peu d'instants après les opérations, trop peu de temps donc pour que ces poisons aient pu se produire. Il ne doit y avoir, disions-nous, que l'urine que l'on puisse accuser de ces accidents parfois si terribles. Mais quelle preuve pouvions-nous en donner, comment et par quel mécanisme ce liquide pouvait-il pénétrer dans l'organisme pour déterminer des accidents?

Ce n'est que par une observation des plus minutieuses et des plus attentives des faits que nous parvînmes enfin à nous en rendre un compte exact. Nous constatâmes, en effet : 1° que *jamais* ces accidents ne se manifestaient avant que le malade ait uriné ; 2° que *jamais* ils ne se produisaient quand l'urine s'écoulait par une voie autre que l'urèthre. C'était donc dans le canal même que l'intoxication se produisait. Mais comment une si légère lésion que celle, par exemple, produite par un cathétérisme un peu rude, pouvait-elle être la cause de cette fièvre parfois si violente désignée sous le nom de fièvre uréthrale ? C'est ici que l'anatomie normale vint enfin nous donner le mot de l'énigme ; l'urèthre en effet a ceci de particulier que, dans toute l'étendue de sa portion spongieuse, c'est-à-dire depuis le gland jusqu'au bulbe, il est constitué par un tissu érectile, sorte de lacis veineux dont toutes les cellules communiquent, et que tapisse seulement du côté du canal une membrane muqueuse des plus délicates ; toute éraillure produite par une sonde, toute déchirure ou incision met en communication l'intérieur de l'urèthre avec les cellules du tissu spongieux, de sorte que dans l'émission de l'urine, une partie de ce liquide pénètre directement dans ces cellules et de là dans le torrent circulatoire, lors surtout que le moindre obstacle en en gênant la libre sortie, le force à distendre le canal.

Mais si l'intoxication urineuse était, comme tout nous portait à le croire, la cause réelle des accidents si variés de la fièvre uréthrale, il devait suffire pour en prévenir l'apparition de soustraire la plaie de l'urèthre au contact de l'urine. Aussi, malgré le préjugé qui attribuait les accidents fébriles du cathétérisme à une sorte d'action mystérieuse due au simple contact des instruments, nous n'hésitâmes pas à introduire immédiatement après l'opération une sonde volumineuse destinée, en restant à demeure, d'une part, à boucher exactement la plaie qui fait communiquer le canal avec les cellules du tissu spongieux et, d'autre part, à porter l'urine au dehors sans lui permettre d'avoir aucun contact avec la partie incisée.

A dater de ce jour, l'uréthrotomie cessa tout à coup de donner lieu au moindre accident fébrile ou autre, et nous eûmes enfin la solution complète de ce problème si difficile et si vainement cherché jusqu'alors de la guérison *prompte, sûre et facile* des rétrécissements de l'urèthre.

C'est par milliers, maintenant, qu'a été pratiquée cette opération, tant par nous même que par nos élèves ou par les praticiens qui ont adopté notre méthode, et jamais, quand nos préceptes ont été suivis à la lettre, elle n'a, que je sache, déterminé le moindre accident.

Paris. — A. PARENT, imp. de la Faculté de médecine, r. M.-le-Prince, 29-31.

www.ingramcontent.com/pod-product-compliance
Lightning Source LLC
LaVergne TN
LVHW050506160826
845677LV00003B/964

9782329654669